全国职业院校教育规划教材
全国中医药行业职业教育"十四五"创新教材

亚健康临床调理

（活页式）

（供高等职业院校中医学、针灸推拿、中医康复技术、中医养生保健、
老年保健与管理、护理等专业用）

主　编　熊　华　王巧利

全国百佳图书出版单位
中国中医药出版社
·北京·

图书在版编目（CIP）数据

亚健康临床调理 : 活页式 / 熊华，王巧利主编 .
北京 : 中国中医药出版社, 2025.6. -- (全国中医药行
业职业教育"十四五"创新教材).
ISBN 978-7-5132-9553-6

Ⅰ . R441

中国国家版本馆 CIP 数据核字第 2025WZ8996 号

中国中医药出版社出版

北京经济技术开发区科创十三街 31 号院二区 8 号楼
邮政编码　100176
传真　010-64405721
北京盛通印刷股份有限公司印刷
各地新华书店经销

开本 787×1092　1/16　印张 6.75　字数 157 千字
2025 年 6 月第 1 版　2025 年 6 月第 1 次印刷
书号　ISBN 978-7-5132-9553-6

定价　45.00 元
网址　www.cptcm.com

服 务 热 线　010-64405510
购 书 热 线　010-89535836
维 权 打 假　010-64405753

微信服务号　zgzyycbs
微商城网址　https://kdt.im/LIdUGr
官 方 微 博　http://e.weibo.com/cptcm
天猫旗舰店网址　https://zgzyycbs.tmall.com

如有印装质量问题请与本社出版部联系（010-64405510）

全国职业院校教育规划教材

全国中医药行业职业教育"十四五"创新教材

《亚健康临床调理》

编委会

主 编

熊 华（四川中医药高等专科学校）

王巧利（四川中医药高等专科学校）

副主编

于雪萍（四川中医药高等专科学校）

曹艳霞（四川中医药高等专科学校）

孙骏蒙（四川常乐健康管理有限公司）

编 委（按姓氏笔画排序）

丁 放（四川中医药高等专科学校）

朱霜菊（四川中医药高等专科学校）

李 峰（四川常乐健康管理有限公司）

张冬萍（四川常乐健康管理有限公司）

陈 阳（四川常乐健康管理有限公司）

袁正文（四川中医药高等专科学校）

黄 坤（四川中医药高等专科学校）

熊生兵（四川常乐健康管理有限公司）

戴会群（四川中医药高等专科学校）

编写说明

由于现代社会生活和工作节奏加快，人们长期处于高压状态，加之不当的生活、饮食、环境和心情等因素，身体出现各种不适，前往医院检查却没有异常发现，这就是亚健康状态。

中医学早在《黄帝内经》中就提出"上工治未病"的理念，现代医学模式也已由传统的"生物医学模式"转向"生物－心理－社会"医学模式，越来越多的人开始重视"治未病"，由此催生出亚健康调理行业和保健调理师岗位。

本教材编写团队经过行业深度调研，分析出大健康行业中"保健调理师"的岗位需求，采用"任务驱动，四育一体"的编写理念，将理论知识、操作技能、职业能力、思政教育有机融合。本教材采用活页式教材编写体例，以模块、项目、任务进行组合，以典型工作任务为基本学习单位，以任务导学、任务分析、自主探学、合作研学、评价反馈、课后拓学等板块引导学生自主完成学习。通过系统梳理完成该项任务所必需的知识、能力和素质，并对其进行精心编排，降低学习难度。本教材以十分丰富的数字资源，满足使用者信息化和个性化的学习方式，真正实现可视、可听、可练，充分体现"育训并举"，变"传统教材"为"学生学材"，变"填鸭式教学"为"自主学习"。

产教融合、岗课融通、校企合作是本书的编写特色。本教材编委会成员为来自高职院校教师、大健康领域一线资深技师，专业涵盖人体解剖、针灸、骨伤、推拿、康复等。本教材内容紧贴岗位需求，主要供三年制中医学、针灸推拿、中医康复技术、中医养生保健、老年保健与管理、护理等专业使用，既是中医康养相关专业学生的专项技能教材，也可供中医康复师、康复治疗师、运动康复师等专业人士提升技能使用。

本教材正文部分分为"亚健康和亚健康调理师岗位认知""亚健康调理适宜技术"和"亚健康常见症候调理"3 大模块，共计 6 个项目、17 个任务。编写分工如下：亚健康和大健康产业、放松手法、舒筋活络手法由熊华编写；亚健康调理师服务岗位认知、艾灸技法由王巧利编写；关节活络手法、刮痧技法由戴会群编写；拔罐技法由曹艳霞编写；头颈肩部调理由朱霜菊编写；背腰部调理由丁放编写；睡眠调理由于雪萍编写；胃肠调理由黄坤编写。相关内容的解剖学知识由袁正文讲授，技能操作分别由孙骏蒙、熊生兵、李峰、张冬萍、陈阳演示。

由于编写时间仓促，特别是受编者自身专业及水平所限，本教材难免存在不足甚至不当之处，恳请使用本教材的师生和行业技师提出宝贵意见和建议。

《亚健康临床调理》编委会
2025 年 4 月

目录

目录

模块一

亚健康和亚健康调理师岗位认知

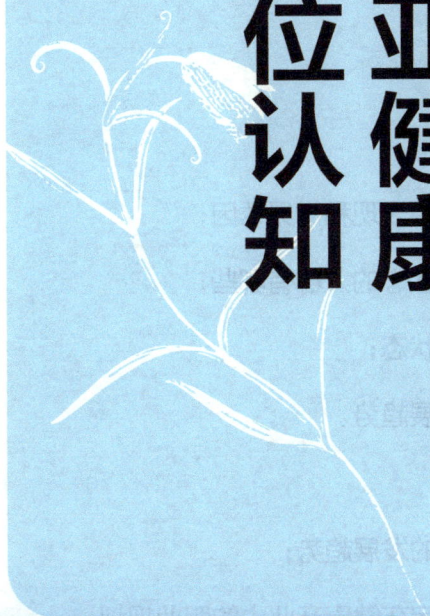

任务一　亚健康和大健康产业

任务导学

通过学习文献资料、政策文件、新闻报道、课件、微课等，收集亚健康的定义、常见表现和诱因，了解大健康产业现状和发展趋势，分小组整理、讨论亚健康的表现、产生原因和预防策略，思考医学生在大健康产业中的发展机会。

学习目标

❶ 知识目标

（1）阐述亚健康的定义；

（2）阐述亚健康人士的主要表现和常见诱因；

（3）阐述容易出现亚健康状态的人群有哪些；

（4）阐述如何预防亚健康状态；

（5）阐述大健康产业的发展趋势。

❷ 能力目标

（1）能够分析大健康产业的发展趋势；

（2）能够根据自身特点制定在健康产业中的职业规划。

❸ 思政目标

（1）形成团结协作的学习风气；

（2）培养积极进取、勇于创新的意识；

（3）养成严于律己、精益求精的职业责任感。

任务分析

1. 重点

（1）亚健康的定义、常见表现、常见诱因和预防措施；

（2）大健康产业的发展趋势。

2. 难点 分析医学生在健康产业中的定位和职业规划。

任务分组

亚健康和大健康产业任务分组见表 1-1。

表 1-1 亚健康和大健康产业任务分组表

班级		组号		组长	
指导教师			日期		
组员姓名	组员学号	组员姓名	组员学号	组员姓名	组员学号
任务分工					

自主探学

1. 认识亚健康 扫描二维码查看微课、阅读材料和课件。

2. 大健康和大健康产业 扫描二维码查看微课、阅读材料和课件。

扫一扫
查阅本任务数字资源

引导问题

1. 什么是亚健康？亚健康的主要表现有哪些？

_____

_____

_____

2. 亚健康的常见诱因和预防措施有哪些？

_____

_____

_____

3. 哪些人士容易出现亚健康？

_____

_____

_____

4. 什么是大健康？为什么说现在是大健康产业发展的黄金时期？

_____

_____

_____

_____

_____

_____

知识链接

扫一扫，
查阅本任务数字资源

1. 健康素养水平与健康素养 66 条　扫描二维码查看阅读材料。

2. 亚健康状态自我测评　扫描二维码查看课件。

3. 足疗 / 按摩消费者消费目的　《2019 年美团点评足疗按摩行业报告》数据显示，2018 年足疗 / 按摩行业商户数量达 20 万，总订单量 35 亿单，贡献了 5000 亿元的交易额，相当于 1/8 个餐饮行业，是典型的"小行业、大市场"。足疗 / 按摩消费者消费目的见图 1-1。

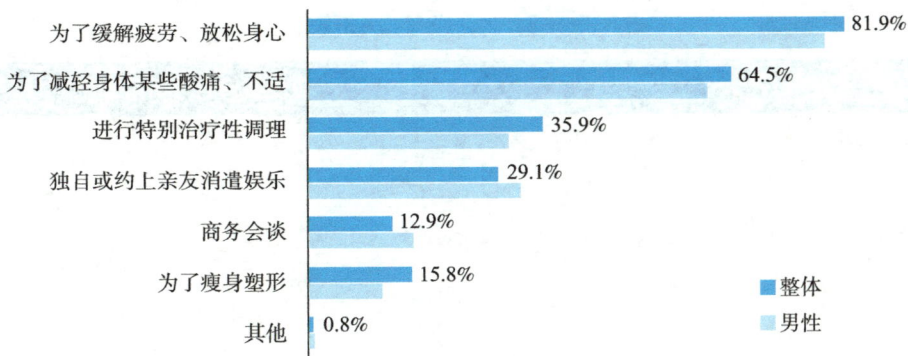

图 1-1　足疗 / 按摩消费者消费目的（多选）

合作研学

1. 什么是亚健康？请小组成员互相交流讨论后，填写表 1-2。

表 1-2　亚健康分析表

概念	定义	主要表现	诱发原因	常见人群	预防措施
亚健康					

2. 试对中国未来大健康产业的发展进行分析，请小组成员互相交流讨论后，填写表 1-3。

表1-3　大健康产业分析表

概念	定义	产业现状	产业发展趋势分析及理由
大健康产业			

评价反馈

各组代表展示上述表格，介绍任务的完成过程，并填写表1-4。

表1-4　评价表

学生姓名：　　　　学号：　　　　组号：　　　　组长姓名：

评价项目	评价要素	分数	自我评分	组间评分	教师评分
信息检索	能有效利用网络、教材资源等获取有效信息	10			
	该组收集信息内容全面、翔实	10			
现场表现	小组每位同学都积极参与讨论并表达观点，学习氛围良好	10			
	同学之间相互尊重、理解；能够保持多向、丰富、适宜的信息交流	10			
	该组代表表述仪态自然、吐字清晰、逻辑严谨、层次分明	10			

续表

评价项目	评价要素	分数	自我评分	组间评分	教师评分
任务完成效果	该组表格内容填写完整	20			
	该组能从多角度思考问题，有创意	15			
	该组成员是否能主动发现、提出有价值的问题	15			
总分		100			

课后拓学

1. 根据教材附带的亚健康自我测评表对自己进行亚健康测评。

自我测评得分：_____

原因分析：_____

_____

_____

_____

_____

2. 你是否看好大健康产业发展趋势？请尽可能地查阅详细材料预判大健康产业未来 10 年的发展情况并说明理由。

_____

_____

_____

_____

_____

_____

_____

_____

02 任务二 亚健康调理师服务岗位认知

任务导学

通过查阅科研文献、政策文件、新闻报道、网络资料及亚健康调理机构实地考察等方式收集亚健康调理的相关概念、行业发展情况、岗位设置及工作内容等资料，分小组整理、讨论、比较、总结亚健康调理师的职业素养，思考自己的职业发展。

学习目标

❶ 知识目标

（1）阐述亚健康调理机构的岗位设置；

（2）阐述亚健康调理师的工作内容；

（3）归纳亚健康调理师、运营经理、客户经理的能力要求；

（4）总结亚健康调理师、运营经理、客户经理职业素养的要求。

❷ 能力目标

（1）能够根据自身特点制定适合自己的职业发展规划；

（2）能随机应变地处理工作中的突发事件。

❸ 思政目标

（1）形成团结协作的学习风气；

（2）培养积极进取、勇于创新的意识；

（3）培养相互尊重的态度。

任务分析

1. **重点** 亚健康调理师职业素养的要求。
2. **难点** 形成亚健康服务行业的从业意愿。

任务分组

亚健康调理师服务岗位认知任务分组见表1-5。

表1-5 亚健康调理师服务岗位认知任务分组表

班级		组号		组长	
指导教师			日期		
组员姓名	组员学号	组员姓名	组员学号	组员姓名	组员学号
任务分工					

自主探学

1. **亚健康调理师岗位认知** 扫描二维码查看微课、课件。
2. **某机构调理师【岗位说明书】** 扫描二维码查看阅读材料。

扫一扫
查阅本任务数字资源

合作研学

1. 运营经理、客户经理和亚健康调理师的工作内容和基本素养有哪些？

岗位名称	岗位性质	职业素养	能力要求	职业画像
运营经理				
客户经理				
亚健康调理师				

2. 请画出亚健康调理机构的岗位设置结构图。

3. 案例：黄女士，女，32 岁，某养生机构黄金会员。3 日前，黄女士于店内进行艾灸调理，调理师小张在调理前未向黄女士说明艾灸后可能出现的情况。在调理过程中，由于对足三里穴施灸时间控制不当，导致黄女士第二天在施灸部位出现铜钱大小的水疱，遂到店要求赔偿。请问小张应该如何处理，你认为小张的调理服务是否有不当之处，今后应当注意哪些问题？

评价反馈

各组代表展示作品，介绍任务的完成过程，并填写表1-6、表1-7、表1-8。

表1-6 个人自评表

班级		组号		日期	年 月 日
评价指标		评价要素		分数	分数评定
信息检索	能有效利用网络、教材等资源查找有效信息；能用自己的语言有条理地去解释、表述所学知识；能将查找到的信息有效转换到任务中			10	
感知工作	是否认同亚健康调理岗位的工作价值			10	
参与状态	与教师、同学之间是否相互尊重、理解；与教师、同学之间是否能够保持多向、丰富、适宜的信息交流			10	
	探究学习、自主学习不流于形式，处理好合作学习和独立思考的关系，做到有效学习；能提出有意义的问题或能发表个人见解；能按小组分工完成任务；能够倾听、协作分享			10	
学习方法	通过小组合作是否获得了进一步发展的能力			10	
工作过程	遵守课堂管理要求；平时上课的出勤情况和每天完成工作任务的情况；善于多角度思考问题，能主动发现、提出有价值的问题			15	
思维状态	是否能够发现问题、提出问题、分析问题、解决问题			10	
自评反馈	按时按质完成工作任务；较好地掌握了专业知识点；具有较强的信息分析能力和理解能力；具有较为全面严谨的思维能力并能条理明晰地表述成文			25	
自评分数					
有益的经验和做法					
总结反思建议					

表1-7 小组互评表

班级		被评价小组组号		日期	年 月 日
评价指标		评价要素		分数	分数评定
信息检索		该组能否有效利用网络、教材等资源查找有效信息		5	
		该组能否用自己的语言有条理地去解释、表述所学知识		5	
		该组能否将查找到的信息有效转换到任务中		5	
感知工作		该组是否认同亚健康调理岗位的工作价值		10	
参与状态		该组与教师、同学之间是否相互尊重、理解		5	
		该组与教师、同学之间是否能够保持多向、丰富、适宜的信息交流		5	
		该组能否处理好合作学习和独立思考的关系，做到有效学习		5	
		该组能否提出有意义的问题或能发表个人见解；能按照分工完成任务；能够倾听、协作分享		5	
		该组能否积极参与		5	
学习方法		该组能否通过小组合作获得了进一步发展的能力		10	
工作过程		该组能否遵守课堂管理要求		5	
		该组平时上课的出勤情况和完成工作任务情况		5	
		该组成员是否能从多角度思考问题，能主动发现、提出有价值的问题		15	
思维状态		该组是否能发现问题、提出问题、分析问题、解决问题		5	
自评反馈		该组能严肃认真地对待自评		10	
互评分数					
简要述评					

表 1-8　教师评价表

班级		组号		日期	年　月　日
评价指标	评价要素			分数	分数评定
信息检索	该组信息收集方法多样			5	
	该组收集信息内容全面			10	
现场表现	该组代表表述仪态自然、吐字清晰			5	
	该组代表表述思路清晰、层次分明			10	
合作学习	该组小组分工合理			10	
	该组合作学习方法得当			10	
	该组协作分享效果好			10	
任务完成效果	该组表格内容填写完整			10	
	该组能从多角度思考问题，有创意			10	
	该组成员是否能主动发现问题，提出有价值的问题			10	
自评反馈	该组能严肃认真地对待自评			10	
师评分数					

课后拓学

请根据自身特点，制定一份今后 3 ～ 5 年的职业发展规划。

讨 论 区

1.如何理解亚健康调理服务？

2.亚健康调理师的工作流程是怎样的？

3.作为亚健康调理师最重要的职业素养是什么？

任务测试

一 单选题

1.洗手七步法的第三步是（　　）

　A.手指交叉、掌心对手背搓揉　　　　B.手指交叉、掌心对掌心搓揉

　C.双手互握搓揉手指　　　　　　　　D.拇指在掌中搓揉

2.下列说法正确的是（　　）

　A.患者至上，应当对患者言听计从

B. 当患者提出不合理要求的时候，应当拒绝并做好解释

C. 操作结束后，无须向患者提供后续调理建议

D. 操作过程中不能与患者说话，影响患者休息

3. 下列哪些不是亚健康调理师的岗位专业能力需求？（　　　）

A. 具有扎实的亚健康调理中医理论知识

B. 具有亚健康调理证候诊断、方案拟订的能力

C. 具备推拿、针灸技法的正确操作能力

D. 具备正确的价值观，健全的人格

二 多选题

1. 亚健康调理师未来的岗位晋升方向主要有（　　　）

A. 高级技师　　　B. 技术导师　　　C. 门店经理　　　D. 创业者

2. 调理结束后，可以跟客户做哪些沟通？（　　　）

A. 询问客户整体服务感受　　　B. 交代调理后注意事项

C. 提供健康建议（饮食、习惯姿势、运动等）

D. 建议下一次调理时间

3. 客户离开后的清洁要求是（　　　）

A. 更换床单　　　B. 开窗换气　　　C. 打扫卫生　　　D. 乙醇消毒

三 判断题

1. 亚健康调理师应当遵从患者要求，患者要求哪些操作就遵照执行。（　　　）

2. 亚健康调理师给患者提供的只有技术服务。（　　　）

3. 亚健康调理师的职业发展方向是成为高级技师。（　　　）

4. 在接待客户之前，作为亚健康调理师先要根据客户档案熟悉客户资料、身体健康状况等信息。（　　　）

5. 亚健康调理师操作过程中应当做好自身防护。（　　　）

6. 追求美饰自由，所以亚健康调理师可以留指甲，涂有色指甲油。（　　　）

7. 调理过程中，亚健康调理师应当佩戴口罩。（　　　）

答案

一、单选题

1.B   2.B   3.D

二、多选题

1.ABCD   2.ABCD   3.ABCD

三、判断题

1.×   2.×   3.×   4.√   5.√   6.×   7.√

模块二

亚健康调理适宜技术

项目一　推拿调理

任务一　放松手法

任务导学

　　通过查阅文献资料、学习课件，以及观看操作视频和微课等，通过分小组讨论、练习、组内展示赏学等方式总结调理手法的总体要求，各单个放松手法的名称、操作方法、注意事项和适用范围等。

学习目标

❶ 知识目标

（1）阐述施行手法调理时的身法、步法和总体操作要求；

（2）阐述施行手法的操作步骤和技术要求；

（3）阐述摩法、揉法、叩击法、搓法、抖法、擦法的操作方法、注意事项、适用范围；

（4）掌握以上各手法的操作要领、临床应用。

❷ 能力目标

（1）能以正确的身法、步法进行上述手法操作；

（2）能熟练对摩法、揉法、叩击法、搓法、抖法、擦法进行临床应用。

❸ 思政目标

（1）形成团结协作的学习风气；

（2）培养积极进取、勇于创新的意识；

（3）养成严于律己、精益求精的职业责任感。

任务分析

1. 重点

（1）手法操作时的身法、步法、技术要求；

（2）摩法、揉法、叩击法、搓法、抖法、擦法的操作要领和注意事项。

2. 难点　摩法、揉法、叩击法、搓法、抖法、擦法的操作要领和临床应用。

任务分组

任务一放松类手法分组见表2-1。

表2-1　任务一 放松类手法分组表

班级		组号		组长	
指导教师			日期		
组员姓名	组员学号	组员姓名	组员学号	组员姓名	组员学号
任务分工					

自主探学

1. 亚健康调理手法的作用及原理 扫描二维码查看微课。

扫一扫
查阅本任务数字资源

2. 手法操作时的身法、步法及发力技巧 包括：坐位的身法、步法及发力技巧；站位的身法、步法及发力技巧。扫描二维码查看微课。

3. 亚健康调理手法的操作程序和技术要求 包括：手法概述、手法的操作程序和技术要求。扫描二维码查看微课、阅读材料。

4. 摩法、揉法、叩击法、搓法、抖法、擦法的操作要领和注意事项 包括：放松类手法、摩法、揉法、叩击类手法、搓法、抖法、擦法。扫描二维码查看微课、阅读材料。

引导问题

1. 亚健康调理手法有什么样的操作程序？

2. 亚健康调理手法的技术要求有哪些？

3. 小组交流讨论后，填写表 2-2（自主学习相关文字内容、课件、手法操作视频）。

表 2-2 手法操作要领、注意事项

手法名称	操作要领	注意事项
摩法		
揉法		
叩击法		

续表

手法名称	操作要领	注意事项
搓法		
抖法		
擦法		

4.揉法和摩法有何异同点？

_____

_____

_____

_____

知识链接

1. 推拿的注意事项

（1）皮肤病的病变部位及水火烫伤等所致的皮肤损伤部位，严禁推拿；

（2）患有血友病及有出血倾向者，严禁推拿，以防引起出血；

（3）凡在极度疲劳或醉酒的情况下及精神病患者不能配合者，不宜推拿；

（4）患感染性疾病，如骨髓炎、骨关节结核、严重的骨质疏松症及急、慢性传染病患者的传染期，不能推拿，以防感染扩散；

（5）女性在怀孕期和月经期，腹部和腰骶部不宜使用推拿手法。

2. 捻法 扫描二维码查看微课。

扫一扫
查阅本任务数字资源

合作研学

1.轮流操作摩法、揉法、叩击法、搓法、抖法和擦法，注意操作要领和注意事项。

2.熟练掌握摩法、揉法、叩击法、搓法、抖法和擦法的临床应用。

评价反馈

1.组间赏学：小组代表进行放松类手法操作展示（六选一）。

2.完成表2-3。

表2-3　手法评价表

评价项目	评价要素	分数	自我评分	组间评分	教师评分
身法步法	手法操作时身形、步法正确，沉肩、垂肘、腕部放松，发力姿势正确	10			
技术要求	有力、均匀、柔和、持久	10			
操作要领	1.对手法描述全面、准确（5分） 2.动作准确度：力度、时间、频率、操作部位等（40分） 3.熟练程度（5分）	50			
注意事项	1.施术者操作姿势、使用部位准确（5分） 2.对注意事项描述全面、准确（10分）	15			
临床应用	1.施术与受术双方体位正确（5分） 2.对受术者的操作部位准确（5分） 3.交流亲切自然（5分）	15			

课后拓学

1.单个手法的操作练习。

2.练习并拍摄本次任务中所学手法的操作视频。

任务二 舒筋活络手法

任务导学

通过查阅文献、学习材料，以及观看操作视频和微课等，分小组讨论、练习、组内展示赏学等方式总结调理手法的总体要求，各舒筋活络手法的名称、操作方法、注意事项和适用范围等。

学习目标

❶ 知识目标

（1）阐述按法、点法、拿法、拨法、搓法、推法的操作方法、注意事项、适用范围；

（2）掌握以上各手法的操作要领、临床应用。

❷ 能力目标

（1）能以正确的身法、步法进行上述手法操作；

（2）能熟练对按法、点法、拿法、拨法、搓法、推法进行临床应用。

❸ 思政目标

（1）形成团结协作的学习风气；

（2）培养积极进取、勇于创新的意识；

（3）养成严于律己、精益求精的职业责任感。

任务分析

1. 重点 按法、点法、拿法、拨法、搓法、推法的操作要领和注意事项。

2. 难点 按法、点法、拿法、拨法、搓法、推法的操作要领和临床应用。

任务分组

任务二舒筋活络手法分组见表2-4。

表2-4 任务二 舒筋活络手法分组表

班级		组号		组长	
指导教师			日期		
组员姓名	组员学号	组员姓名	组员学号	组员姓名	组员学号
任务分工					

自主探学

按法、点法、拿法、拨法、搓法、推法的操作要领、注意事项和临床应用 包括：舒经活络手法、按法、点法、拿法、拨法、搓法、推法。扫描二维码查看微课、阅读材料。

扫一扫
查阅本任务数字资源

引导问题

1. 小组交流讨论后，填写表 2-5。

表 2-5　按法、点法、拿法、拨法、搓法、推法操作要领、注意事项

手法名称	操作要领	注意事项
按法		
点法		
拿法		
拨法		
搓法		
推法		

2. 按法和点法有何异同点？

_____
_____
_____
_____

3. 拿法和捏法有何异同点？

_____
_____
_____
_____
_____

知识链接

一指禅推法、抹法　扫描二维码查看微课。

扫一扫
查阅本任务数字资源

合作研学

1. 轮流操作按法、点法、拿法、拨法、㨰法、推法，注意操作要领和注意事项。
2. 熟练掌握按法、点法、拿法、拨法、㨰法、推法的临床应用。

评价反馈

1. 组间赏学：小组代表进行按法、点法、拿法、拨法、㨰法、推法操作展示（六选一）。
2. 填写表2-6。

表2-6 舒筋活络手法操作评价表

评价项目	评价要素	分数	自我评分	组间评分	教师评分
身法步法	手法操作时身形、步法正确，沉肩、垂肘、腕部放松，发力姿势正确	10			
技术要求	有力、均匀、柔和、持久	10			
操作要领	1. 对手法描述全面、准确（5分） 2. 动作准确度：力度、时间、频率、操作部位等（40分） 3. 摩法、揉法、击法、搓法、抖法和擦法熟练程度（5分）	50			
注意事项	1. 施术者操作姿势、使用部位准确（5分） 2. 对注意事项描述全面、准确（10分）	15			
临床应用	1. 施术与受术双方体位正确（5分） 2. 对受术者的操作部位准确（5分） 3. 交流亲切自然（5分）	15			

课后拓学

1. 扫描二维码查看振法操作视频微课。
2. 练习并拍摄本次任务中所学手法的操作视频。

扫一扫
查阅本任务数字资源

03 任务三 关节活络手法

任务导学

通过查阅文献、学习材料，以及观看操作视频和微课等，分小组讨论、练习、组内展示赏学等方式总结调理手法的总体要求，各关节活络手法的名称、操作方法、注意事项和适用范围等。

学习目标

❶ 知识目标

（1）陈述关节旋转、拔伸、屈伸收展的操作方法、注意事项、适用范围；

（2）掌握以上各手法的操作要领、临床应用。

❷ 能力目标

（1）能以正确的身法、步法进行上述手法操作；

（2）能熟练对关节旋转、拔伸、屈伸收展法进行临床应用。

❸ 思政目标

（1）形成团结协作的学习风气；

（2）培养积极进取、勇于创新的意识；

（3）养成严于律己、精益求精的职业责任感。

任务分析

1. 重点　关节旋转、拔伸、屈伸收展法的操作要领和注意事项。

2. 难点　关节旋转、拔伸、屈伸收展法的操作要领和临床应用。

任务分组

任务三关节活络手法分组见表2-7。

表2-7　任务三　关节活络手法分组表

班级		组号		组长	
指导教师			日期		
组员姓名	组员学号	组员姓名	组员学号	组员姓名	组员学号
任务分工					

自主探学

　　关节旋转、拔伸、屈伸收展法的操作要领、注意事项和临床应用　包括：关节活络手法、旋转法、拔伸法、屈伸收展法。扫描二维码查看微课、阅读材料、课件。

扫一扫
查阅本任务数字资源

引导问题

1. 小组交流讨论后，填写表 2-8。

表 2-8 关节活络手法操作要领、注意事项

手法名称	操作要领	注意事项
关节旋转法		
关节拔伸法		
关节屈伸收展法		

2. 请阐述关节活络手法操作注意事项。

_____

_____

_____

_____

3. 请阐述关节拔伸法操作注意事项。

_____

_____

_____

_____

知识链接

关节牵伸术 请查阅相关文献资料自学。

合作研学

1. 轮流操作关节旋转、拔伸、屈伸收展法，注意操作要领和注意事项。
2. 熟练掌握关节旋转、拔伸、屈伸收展法的临床应用。

评价反馈

1. 组间赏学：小组代表进行关节旋转、拔伸、屈伸收展法操作展示（三选一）。

2. 填写表 2-9。

表 2-9　关节活络手法操作评价表

评价项目	评价要素	分数	自我评分	组间评分	教师评分
身法步法	手法操作时身形、步法正确，沉肩、垂肘、腕部放松，发力姿势正确	10			
技术要求	有力、均匀、柔和、持久	10			
操作要领	1. 对手法描述全面、准确（5分） 2. 动作准确度：力度、时间、频率、操作部位等（40分） 3. 熟练程度（5分）关节旋转、拔伸、屈伸收展法	50			
注意事项	1. 施术者操作姿势、使用部位准确（5分） 2. 对注意事项描述全面、准确（10分）	15			
临床应用	施术与受术双方体位正确（5分） 对受术者的操作部位准确（5分） 交流亲切自然（5分）	15			

课后拓学

1. 扫描二维码查看关节牵伸术操作视频微课。

2. 练习并拍摄本次任务中所学手法的操作视频。

扫一扫
查阅本任务数字资源

项目二 针灸技法

01 任务一 刮痧技法

任务导学

通过查阅文献资料、自学微课视频和课件等，分小组讨论、练习、组间展示赏学等方式总结头面、颈肩、背腰、胸腹及四肢部刮痧的操作方法、适用范围、注意事项、刮痧后调摄等。

学习目标

❶ 知识目标

（1）阐述头面、颈肩、背腰、胸腹及四肢部刮痧的特点；

（2）阐述头面、颈肩、背腰、胸腹及四肢部刮痧的适用范围、注意事项；

（3）总结头面、颈肩、背腰、胸腹及四肢部刮痧的操作要领。

❷ 能力目标

（1）能熟练操作头面、颈肩、背腰、胸腹及四肢部刮痧；

（2）能正确处理刮痧后不适。

❸ **思政目标**

（1）形成团结协作的学习风气；

（2）培养积极进取、勇于创新的意识；

（3）培养相互尊重的态度。

任务分析

1. **重点**　头面、颈肩、背腰、胸腹及四肢部刮痧的操作方法。
2. **难点**　头面、颈肩、背腰、胸腹及四肢部刮痧的操作要领。

任务分组

任务一刮痧技法分组见表2-10。

表2-10　任务一 刮痧技法分组表

班级		组号		组长	
指导教师			日期		
组员姓名	组员学号	组员姓名	组员学号	组员姓名	组员学号
任务分工					

自主探学

　　头面、颈肩、胸腹、背腰及四肢部刮痧的操作要领、注意事项和临床应用　包括：刮痧技法概论、刮痧技法、头面刮痧、背腰刮痧、胸腹刮痧、颈肩刮痧、四肢刮痧、刮痧的注意事项、晕刮的预防及处理。扫描二维码查看课件、阅读材料、微课。

扫一扫
查阅本任务数字资源

引导问题

1. 小组交流讨论后，填写表 2–11。

表 2-11　刮痧技法操作要领、适应证

刮痧项目	操作要领	适应证
头面部		
颈肩部		
胸腹部		
背腰部		
四肢部		

2. 如何以痧象辨病症？

3. 晕刮如何处理？

知识链接

揪痧、扯痧　请查阅相关文献资料自学。

合作研学

1. 轮流操作头面、颈肩、胸腹、背腰、四肢部刮痧。
2. 绘制头面、颈肩、胸腹、背腰、四肢部刮痧操作方向图。

评价反馈

1. 组间赏学：小组代表进行头面、颈肩、胸腹、背腰、四肢部刮痧操作展示（五选一）。
2. 填写评价表 2–12。

表 2–12　刮痧技法操作评价表

刮痧名称：

评价内容	评分标准	分值	评价			综合得分
			自评	互评	师评	
操作前准备	刮痧用品准备	2				
	与刮痧对象沟通	3				

续表

评价内容	评分标准	分值	评价			综合得分
			自评	互评	师评	
颈肩部刮痧实操过程	操作体位摆放	5				
	选择刮痧板	5				
	准备介质等	5				
	刮痧部位、方向	10				
	刮痧手法力量	5				
	刮痧次数	5				
	熟练程度	10				
背腰部刮痧实操过程	操作体位摆放	5				
	选择刮痧板	5				
	准备介质等	5				
	刮痧部位、方向	10				
	刮痧手法力量	5				
	刮痧次数	5				
	熟练程度	10				
操作后沟通	刮痧后健康医嘱	5				
总分						

课后拓学

1. 扫描二维码查看咽喉揪痧、肘部扯痧操作视频微课。
2. 练习并拍摄本次任务中所学技法的操作视频。

扫一扫
查阅本任务数字资源

02 任务二 拔罐技法

任务导学

通过查阅文献资料、自学微课视频和课件等，分小组讨论、练习、组间展示赏学等总结拔罐技法的操作方法、临床应用、注意事项等。

学习目标

❶ 知识目标

（1）阐述拔罐技法的概念和特点；

（2）阐述拔罐技法的适应证、注意事项及常见罐斑代表的意义；

（3）总结留罐、闪罐、走罐的操作要领。

❷ 能力目标

（1）能熟练使用闪火法进行拔罐技法操作；

（2）能熟练进行留罐、闪罐、走罐操作。

❸ 思政目标

（1）形成团结协作的学习风气；

（2）培养积极进取、勇于创新的意识；

（3）培养相互尊重的态度。

任务分析

1. 重点　留罐、闪罐、走罐的操作方法。

2. 难点　留罐、闪罐、走罐的操作要领。

任务分组

任务二拔罐技法分组见表2-13。

表2-13　任务二 拔罐技法分组表

班级		组号		组长	
指导教师			日期		
组员姓名	组员学号	组员姓名	组员学号	组员姓名	组员学号
任务分工					

自主探学

1. 拔罐技法　扫描二维码查看微课、课件。

2. 留罐、闪罐、走罐操作　扫描二维码查看微课。

扫一扫
查阅本任务数字资源

引导问题

1. 请阐述拔罐法的作用机理。

_____

_____

_____

_____

2. 小组交流讨论后，填写表 2–14。

表 2–14　拔罐技法操作要领、适应证、操作时长

拔罐项目	操作要领	适应证	操作时长
留罐法			
闪罐法			
走罐法			

知识链接

易罐的适应证和操作方法　扫描二维码查看微课。

扫一扫
查阅本任务数字资源

合作研学

1. 比较火罐和易罐的操作方法，填写表 2–15。

表 2–15　火罐和易罐的区别

	火罐	易罐
罐的材质		
作用机理		

续表

	火罐	易罐
吸拔方法		
适应证		
优点		
缺点		

2. 绘制闪火法操作流程图。

3. 患者背部拔罐后，罐印呈紫黑色，请分析可能的原因，并给出调理建议。

评价反馈

1. 组间赏学：小组代表进行留罐、闪罐、走罐操作。

2. 填写表 2-16。

表 2-16　拔罐技法操作评价表

评价内容	评分标准	分值	评价		
			自评	互评	师评
操作前准备	火罐用品准备	2			
	与拔罐对象沟通	3			
留罐法	体位选择正确	5			
	部位选择正确	5			
	手法正确	10			
	手法熟练	10			
闪罐法	体位选择正确	5			
	部位选择正确	5			
	手法正确	10			
	手法熟练	10			
走罐法	体位选择正确	5			
	部位选择正确	5			
	手法正确	10			
	手法熟练	10			
操作后沟通	拔罐后健康医嘱	5			
总分		100			

课后拓学

两人一组，练习留罐操作，将操作内容记录在表 2-17。

表 2-17 留罐操作记录表

施术部位	疑难点记录	拔罐后反应	心得体会

讨 论 区

1. 不同材质的罐分别叫什么?

2. 影响吸拔力量大小的因素有哪些?

3. 留罐法、闪罐法、走罐法的适应证有什么不同?

任务测试

一 单选题

1. 正常拔罐后，可引起局部组织（　　　）

   A. 水疱　　　B. 化脓　　　C. 出血　　　D. 充血或皮下组织轻度瘀血

2. 关于拔罐法最早称为（　　　）

   A. 角法　　　B. 闪罐法　　　C. 竹筒法　　　D. 抽气法

3. 走罐法不适用于哪些部位？（　　　）

   A. 脊背　　　B. 头面　　　C. 臀部　　　D. 大腿

4. 治疗局部皮肤麻木、疼痛或功能减退等疾患常用的拔罐法是（　　　）

   A. 留罐　　　B. 闪罐　　　C. 走罐　　　D. 刺络拔罐

5. 儿童患者适宜用（　　　）

   A. 闪罐　　　B. 走罐　　　C. 针罐　　　D. 刺络拔罐

6. 留罐法的留置时间一般为（　　　）

   A. 3～5分钟　　　B. 5～10分钟　　　C. 10～15分钟　　　D. 15～20分钟

二 多选题

1. 必须利用火进行吸拔的罐是（　　　）

   A. 玻璃罐　　　B. 陶罐　　　C. 竹罐　　　D. 硅胶罐

2. 以下哪项是拔罐的治疗作用？（　　　）

   A. 解毒杀虫　　　B. 祛风散寒　　　C. 行气活血　　　D. 消肿止痛

3. 哪项是拔罐法的治疗作用适应证？（　　　）

   A. 感冒　　　B. 皮肤溃疡　　　C. 痛经　　　D. 胃脘痛

三 判断题

1. 拔罐后起小水疱应当立即用针刺破放水，避免感染。（　　　）

2. 拔罐法使用的酒精浓度是95%。（　　　）

3. 拔罐后应当嘱咐患者注意保暖，避免受凉。（　　　）

4. 易罐在关节有凸起的附近也能吸拔，并且可以自由运动。（　　　）

5. 罐斑呈散在的紫点提示有受寒严重。（　　　）

6. 走罐法不需要涂抹介质。（　　　）

7. 走罐后可以再留罐15分钟，加强治疗效果。（　　　）

答案

一、单选题

1.D　　2.A　　3.B　　4.B　　5.A　　6.B

二、多选题

1.ABC　　2.BCD　　3.ACD

三、判断题

1.×　　2.×　　3.√　　4.×　　5.√　　6.×　　7.×

03 任务三 艾灸技法

任务导学

通过查阅文献资料、自学微课视频和课件等，分小组讨论、练习、组间展示赏学等方式总结悬灸的分类、操作方法、适用范围、注意事项、灸后调摄等。

学习目标

❶ 知识目标

（1）阐述艾灸技法的概念和特点；

（2）阐述悬灸的分类、适用范围、注意事项；

（3）总结温和灸、雀啄灸、回旋灸的操作要领。

❷ 能力目标

（1）能熟练操作温和灸、雀啄灸、回旋灸；

（2）能正确处理灸后不适。

❸ 思政目标

（1）形成团结协作的学习风气；

（2）培养积极进取、勇于创新的意识；

（3）培养相互尊重的态度。

任务分析

1. **重点**　非化脓灸、间接灸、悬起灸的操作方法。
2. **难点**　灸法的适应证和注意事项。

任务分组

任务三艾灸技法分组见表 2-18。

表 2-18　任务三 艾灸技法分组表

班级		组号		组长	
指导教师			日期		
组员姓名	组员学号	组员姓名	组员学号	组员姓名	组员学号
任务分工					

自主探学

1. **艾灸技法**　扫描二维码查看微课、课件。
2. **隔蒜灸**　扫描二维码查看微课。
3. **悬起灸**　扫描二维码查看微课。

扫一扫
查阅本任务数字资源

引导问题

1. 小组交流讨论后，填写表 2-19。

表 2-19　艾灸技法操作要领、适应证

艾灸项目	操作要领	适应证
非化脓灸		
隔姜灸		
隔盐灸		
隔附子饼灸		
温和灸		
雀啄灸		
回旋灸		

2. 为感觉功能障碍的对象进行温和灸时，应当怎样避免其烫伤?

3. 灸后出现水疱如何处理?

扫一扫
查阅本任务数字资源

知识链接

扶阳悬灸术四大类手法　扫描二维码查看阅读材料、微课。

（1）回旋运气法——温开经络；

（2）悬定拢气法——温行气血；

（3）雀啄压气法——激发经气；

（4）摆尾行气法——引导气血。

合作研学

1.轮流操作非化脓灸、间接灸、悬灸。

2.绘制隔姜灸操作流程图。

评价反馈

1.组间赏学：小组代表进行非化脓灸、隔姜灸、悬灸操作。

2.填写表2-20。

表2-20　拔罐技法操作评价表

评价内容	评分标准	分值	评价		
			自评	互评	师评
操作前准备	艾灸用品准备	2			
	与艾灸对象沟通	3			

续表

评价内容	评分标准	分值	评价		
			自评	互评	师评
制作艾炷	大小适宜	5			
	搓捻紧实	5			
	技术熟练	5			
非化脓灸	体位选择正确	2			
	艾炷大小选用正确	3			
	操作方法正确	5			
	灸量正确	5			
	动作熟练	5			
隔姜灸	体位选择正确	2			
	艾炷大小选用正确	3			
	姜片厚薄适当，扎孔	2			
	操作方法正确	10			
	灸量正确	3			
	动作熟练	5			
悬灸	体位选择正确	2			
	腧穴定位正确	3			
	温和灸方法正确	5			
	雀啄灸方法正确	5			
	回旋灸方法正确	5			
	动作熟练	5			
	灸量正确	2			
	守意摄神	3			
操作后沟通	灸后健康医嘱	5			
总分		100			

课后拓学

扫描二维码观看神阙阵法灸（图 2-1）操作视频，练习并录制操作视频。

扫一扫
查阅本任务数字资源

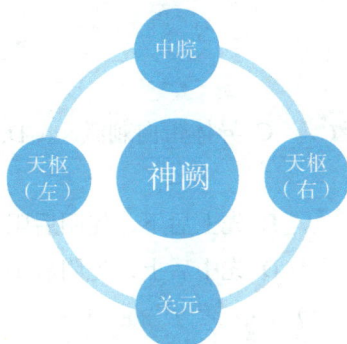

图 2-1 神阙阵法灸

讨 论 区

1. 艾灸技法如何分类?

2. 艾灸技法的施灸原则是什么?

3. 简述灸法的适用范围。

任务测试

一 单选题

1. 艾灸法，主要是利用（　　）

   A. 温热刺激　　　B. 化学刺激　　　C. 异体蛋白刺激　　　D. 冷冻刺激

2. 施灸的顺序应为（　　）

   A. 先上后下，先阳后阴　　　　　　B. 先上后下，先阴后阳

   C. 先中后下，先阳后阴　　　　　　D. 先中后上，先阴后阳

3. 下列哪项不属于艾灸？（　　）

   A. 实按灸　　　B. 化脓灸　　　C. 蒜泥灸　　　D. 隔姜灸

4. 下列哪项不是灸法的治疗作用？（　　）

   A. 温经散寒　　　B. 开窍泄热　　　C. 扶阳固脱　　　D. 消瘀散结

5. 隔姜灸具有（　　）

   A. 温肾壮阳　　　B. 解表散寒、温中止呕　　　C. 消肿拔毒　　　D. 行气活血

6. 属于直接灸的是（　　）

   A. 实按灸　　　B. 瘢痕灸　　　C. 隔姜灸　　　D. 蒜泥灸

7. 瘢痕灸多用于治疗（　　）

   A. 肺痨瘰疬　　　B. 虚寒胃痛　　　C. 风寒痹痛　　　D. 阳痿早泄

二 多选题

1. 属于艾条灸的有（　　）

   A. 实按灸　　　B. 化脓灸　　　C. 蒜泥灸　　　D. 温和灸

2. 下列哪项属于艾炷灸？（　　）

   A. 隔蒜灸　　　B. 隔姜灸　　　C. 白芥子灸　　　D. 瘢痕灸

3. 有关灸法的注意事项，叙述正确的是（　　）

   A. 先灸上部，后灸下部　　　　　B. 先灸阴部，后灸阳部

   C. 壮数应先少后多　　　　　　　D. 艾炷应先小后大

三 判断题

1. 艾灸疗法有补泻手法。（　　）

2. 灸疮是否快速愈合可以提示疾病的预后。（　　）

3.大艾炷重灸神阙可以用于亡阳脱证。(　　)

4.隔姜灸具有清热解毒的功效。(　　)

5.艾灸均以局部皮肤红晕而不起水疱为度。(　　)

6.隔蒜灸多用于治疗未溃疮疡。(　　)

答案

一、单选题

1.A　　2.A　　3.C　　4.B　　5.B　　6.B　　7.A

二、多选题

1.AD　　2.ABD　　3.ACD

三、判断题

1.√　　2.√　　3.√　　4.×　　5.×　　6.√

模块三

亚健康常见证候调理

项目一　头颈肩部调理

任务一　头部调理

任务导学

　　李某，女，20岁。因受凉出现头痛不适3天。患者3天前午休时不慎受风，出现打喷嚏、流鼻涕、头痛，自行去诊所购买并服用感冒灵，症状有所缓解。现头痛时作，痛连项背，伴有拘急收紧感，恶风畏寒，无恶心、呕吐，无发热咳嗽，口不渴，胃口一般，睡眠不佳，大便不畅。查体：面色疲倦，舌质淡红、苔薄白，脉浮紧。针对该患者情况，应如何进行推拿和针灸调理？调理结束后，应当嘱咐患者注意哪些事项？

学习目标

❶ 知识目标

（1）阐述头部不适的表现；

（2）阐述头部不适出现的原因；

（3）阐述头部不适的推拿手法调理流程；

（4）阐述头部不适的针灸技法调理流程。

❷ 能力目标

（1）能熟练应用推拿手法和针灸技法进行头部调理；

（2）能根据不同原因、不同表现的头部不适，选择相应的穴位及推拿手法和针灸技法进行调理。

❸ 思政目标

（1）培养沟通能力、关怀亚健康人群；

（2）培养认真负责、做事严谨的工作态度；

（3）形成团结协作的精神；

（4）树立终身学习观念，具备接受继续教育和职场自学能力。

任务分析

1. 重点　头部不适的推拿手法和针灸技法调理流程。
2. 难点　头部不适出现的原因，以及呈现的不同特点。

任务分组

任务一头部调理分组见表 3-1。

表 3-1　任务一 头部调理分组表

班级		组号		组长	
指导教师			日期		
分组项目		○推拿手法调理	○艾灸调理	○刮痧调理	
组员姓名	组员学号	组员姓名	组员学号	组员姓名	组员学号
任务分工					

自主探学

1. 头部调理基础知识 扫描二维码查看微课、课件、阅读材料。
2. 头部推拿手法调理 扫描二维码查看操作视频、微课。
3. 头部的刮痧、艾灸调理 扫描二维码查看操作视频、微课。

扫一扫
查阅本任务数字资源

引导问题

1. 头部不适的概念是什么？

_____

_____

_____

2. 感冒型头部不适常分为_____、_____、_____三种类型。

3. 头部不适主要分为哪几种类型？主要表现是什么？

_____

_____

_____

4. 头痛按部位应如何归经？

_____

_____

_____

_____

知识链接

头痛相关腧穴及辨位、辨证要点 扫描二维码查看阅读材料。

扫一扫
查阅本任务数字资源

合作研学

根据任务导学中李某的情况，小组交流讨论，并填写表3-2。

表 3-2 头部调理实施方案

项目名称		○推拿手法调理　　　○艾灸调理　　　○刮痧调理		
实施步骤				
准备工作	环境条件			
	物品准备			
	患者准备			
	操作者准备			
评估	原因			
	表现特点			
操作	推拿手法操作	患者体位：　　　　　操作者体位： 推拿部位： 推拿操作流程：		
	艾灸操作	患者体位：　　　　　操作者体位： 艾灸部位： 艾灸操作流程：		
	刮痧操作	患者体位：　　　　　操作者体位： 刮痧部位： 刮痧操作流程：		
整理	告知注意事项			
	整理用物			
	洗手记录			

评价反馈

1. 组间赏学：小组代表进行调理操作展示。
2. 填写表 3-3。

表 3-3　头部调理评价表

项目	○推拿手法调理		○艾灸调理	○刮痧调理		
评价项目	评价要素		分数	自我评分	组间评分	教师评分
准备工作	1. 环境准备（3分） 2. 物品准备（3分） 3. 患者衣着准备（2分） 4. 操作者准备（2分）		10			
评估	1. 原因（5分） 2. 表现特点（5分）		10			
操作	1. 操作流程熟练（30分） 2. 操作部位或取穴正确（20分） 3. 操作规范（20分）		70			
整理	1. 调理后告知注意事项（5分） 2. 整理用品及洗手（5分）		10			

课后拓学

针对头昏胀痛，心烦易怒者，分组制定推拿手法、艾灸、刮痧调理流程，练习并录制操作视频。

任务二 颈部调理

任务导学

王某，男，39岁，办公室文员，颈部酸胀疼痛两年余。现症见颈肩疼痛，向右上肢放射，颈部后伸时疼痛加剧。查体：臂丛神经牵拉试验阳性，椎间孔挤压试验阳性。颈部 X 线片示：颈椎生理曲度变直，颈椎骨质增生。针对该患者情况，应如何运用推拿手法及针灸技法进行调理？调理结束后，需要嘱咐患者的注意事项有哪些？

学习目标

❶ 知识目标

（1）阐述颈部不适的概念；

（2）阐述颈部不适出现的原因及类型；

（3）阐述颈部不适的推拿手法调理流程；

（4）阐述颈部不适的针灸技法调理流程。

❷ 能力目标

（1）能熟练应用推拿手法和针灸技法进行颈部调理；

（2）能根据不同表现和类型选择相应的穴位及推拿手法和针灸技法进行调理。

❸ 思政目标

（1）培养沟通能力、关怀亚健康人群；

（2）培养认真负责、做事严谨的工作态度；

（3）形成团结协作的精神；

（4）树立终身学习观念，具备接受继续教育和职场自学能力。

任务分析

1. 重点 颈部的推拿手法和针灸技法调理流程。

2. 难点 颈部不适的不同表现和类型。

任务分组

任务二颈部调理分组见表3-4。

表3-4 任务二 颈部调理分组表

班级		组号		组长	
指导教师			日期		
分组项目		○推拿手法调理	○艾灸调理	○刮痧调理	
组员姓名	组员学号	组员姓名	组员学号	组员姓名	组员学号
任务分工					

自主探学

1. 颈部调理基础知识 扫描二维码查看微课、课件、阅读材料。

2. 颈部推拿手法调理 扫描二维码查看操作视频、微课。

3. 颈部的刮痧和艾灸调理 扫描二维码查看操作视频、微课。

扫一扫
查阅本任务数字资源

引导问题

1. 颈部不适的概念是什么？

2. 颈部不适主要分为哪几种类型？主要的表现是什么？

3. 请阐述颈部不适的预防调摄要点。

知识链接

颈部不适常用腧穴及颈椎病常见分型　扫描二维码查看阅读材料。

扫一扫
查阅本任务数字资源

合作研学

根据任务导学中王某的情况，小组交流讨论后，填写表 3–5。

表 3-5 颈部调理实施方案

项目名称		○推拿手法调理	○艾灸调理	○刮痧调理
实施步骤				
准备工作	环境条件			
	物品准备			
	患者准备			
	操作者准备			
评估	原因			
	表现特点			
操作	推拿手法操作	患者体位：　　　　　　　　操作者体位： 推拿部位： 推拿操作流程：		
	艾灸操作	患者体位：　　　　　　　　操作者体位： 艾灸部位： 艾灸操作流程：		
	刮痧操作	患者体位：　　　　　　　　操作者体位： 刮痧部位： 刮痧操作流程：		
整理	告知注意事项			
	整理用物			
	洗手记录			

评价反馈

1. 组间赏学：小组代表进行调理操作展示。

2. 填写表 3-6。

表 3-6　颈部调理评价表

项目	○推拿手法调理　　　　○艾灸调理　　　　○刮痧调理					
评价项目	评价要素	分数	自我评分	组间评分	教师评分
准备工作	1.环境准备（3分） 2.物品准备（3分） 3.患者衣着准备（2分） 4.操作者准备（2分）	10			
评估	1.原因（5分） 2.表现特点（5分）	10			
操作	1.操作流程熟练（30分） 2.操作部位或取穴正确（20分） 3.操作规范（20分）	70			
整理	1.调理后告知注意事项（5分） 2.整理用品及洗手（5分）	10			

课后拓学

针对颈部疼痛不适伴眩晕者，分组制定推拿手法、艾灸、刮痧调理流程，练习并录制操作视频。

03 任务三 肩部调理

任务导学

　　陈某，女，52岁，退休职工，左肩关节疼痛伴活动障碍1年余。1年前出现左肩关节疼痛，逐渐发展为外展及上举活动受限，完成梳头动作困难，夜间疼痛明显，影响睡眠。查体：左侧肩关节周围压痛，以三角肌附着处压痛明显，肩关节外展至80°时发生疼痛以致不能继续外展。X线检查提示肩部骨质疏松。针对该患者情况，应如何运用推拿手法及针灸技法进行调理？如何指导患者进行肩部的日常功能锻炼？

学习目标

❶ 知识目标

（1）阐述肩部不适的概念；

（2）阐述肩部不适的常见原因及常见类型；

（3）阐述肩部不适的推拿手法调理流程；

（4）阐述肩部不适的针灸技法调理流程。

❷ 能力目标

（1）能熟练应用推拿手法和针灸技法进行肩部调理；

（2）能根据不同表现选择相应的穴位及推拿手法和针灸技法调理；

（3）能指导患者坚持日常功能锻炼。

❸ 思政目标

（1）培养沟通能力、关怀亚健康人群；

（2）培养认真负责、做事严谨的工作态度；

（3）形成团结协作的精神；

（4）树立终身学习观念，具备接受继续教育和职场自学能力。

任务分析

1. 重点　肩部的推拿手法和针灸技法调理流程。

2. 难点　肩部不适的主要表现和类型。

任务分组

任务三肩部调理分组见表3-7。

表3-7　任务三　肩部调理分组表

班级		组号		组长	
指导教师			日期		
分组项目		○推拿手法调理	○艾灸调理	○刮痧调理	
组员姓名	组员学号	组员姓名	组员学号	组员姓名	组员学号
任务分工					

自主探学

1. 肩部调理基础知识　扫描二维码查看微课、课件、阅读材料。

2. 肩部推拿手法调理　扫描二维码查看操作视频、微课。

3. 肩部的刮痧、艾灸调理　扫描二维码查看操作视频、微课。

扫一扫
查阅本任务数字资源

引导问题

1. 肩部不适出现的原因有哪些？

2. 肩部不适最常见的表现是 ＿＿＿＿＿＿＿ 和 ＿＿＿＿＿＿＿＿＿。

3. 肩关节周围的穴位有哪些？（列出六个穴位及定位）

4. 肩部调理期间注意事项有哪些？

知识链接

肩部不适常用腧穴及肩周炎的发病机理、诊断要点及辨证要点 扫描二维码查看阅读材料。

扫一扫
查阅本任务数字资源

合作研学

根据任务导学中陈某的情况，小组交流讨论后，填写表3-8。

表 3-8 肩部调理实施方案

项目名称		○推拿手法调理　　　○艾灸调理　　　○刮痧调理
实施步骤		
准备工作	环境条件	
	物品准备	
	患者准备	
	操作者准备	
评估	原因	
	表现特点	
操作	推拿手法操作	患者体位：　　　　　　操作者体位： 推拿部位： 推拿操作流程：
	艾灸操作	患者体位：　　　　　　操作者体位： 艾灸部位： 艾灸操作流程：
	刮痧操作	患者体位：　　　　　　操作者体位： 刮痧部位： 刮痧操作流程：
整理	告知注意事项	
	整理用物	
	洗手记录	

评价反馈

1. 组间赏学：小组代表进行调理操作展示。
2. 填写表 3-9。

表 3-9 肩部调理评价表

项目	○推拿手法调理 ○艾灸调理 ○刮痧调理				
评价项目	评价要素	分数	自我评分	组间评分	教师评分
准备工作	1. 环境准备（3分） 2. 物品准备（3分） 3. 患者衣着准备（2分） 4. 操作者准备（2分）	10			
评估	1. 原因（5分） 2. 表现特点（5分）	10			
操作	1. 操作流程熟练（30分） 2. 操作部位或取穴正确（20分） 3. 操作规范（20分）	70			
整理	1. 调理后告知注意事项（5分） 2. 整理用品及洗手（5分）	10			

课后拓学

针对肩关节肩后疼痛者，分组制定推拿手法、艾灸、刮痧调理流程，练习并录制操作视频。

项目二 背腰部调理

01 任务一 推拿手法调理

任务导学

李某，男，36岁。因长期伏案工作，经常感到腰背部酸软疼痛。做各项检查均未见异常，饮食佳，二便可。查体：面色红润，舌质淡、苔薄白，脉滑有力。针对该患者情况，应如何运用推拿手法进行调理？

学习目标

❶ 知识目标

（1）阐述引起腰背部酸痛的常见原因；

（2）阐述腰背部酸软疼痛的判断标准；

（3）阐述腰背部酸软疼痛的推拿手法调理流程。

❷ 能力目标

（1）能熟练操作腰背部酸痛的推拿、刮痧、拔罐调理方法；

（2）能根据不同情况选择相应的穴位及推拿手法辨证施术。

❸ **思政目标**

（1）培养沟通能力、关怀腰背部酸痛的人群；

（2）培养认真负责、做事严谨的工作态度；

（3）培养相互尊重的态度；

（4）形成团结协作的精神，勇于创新的意识。

任务分析

1. 重点 腰背部酸痛的推拿手法调理流程。

2. 难点 腰背部酸痛的常见分型，腰背部酸痛的刮痧和拔罐调理流程。

任务分组

任务一推拿手法调理分组见表3-10。

表 3-10　任务一 推拿手法调理分组表

班级		组号		组长	
指导教师			日期		
组员姓名	组员学号	组员姓名	组员学号	组员姓名	组员学号
任务分工					

自主探学

扫一扫
查阅本任务数字资源

1. 腰背部基础知识　扫描二维码查看微课、课件。

2. 腰背不适的推拿手法调理　扫描二维码查看微课、课件、阅读材料。

3. 腰背部推拿手法调理　扫描二维码查看操作视频、微课。

引导问题

1. 腰背部酸痛的概念是什么?

2. 腰背部酸痛多与＿＿＿＿＿＿＿、＿＿＿＿＿＿＿、＿＿＿＿＿＿＿、＿＿＿＿＿＿＿密切相关。

3. 腰背部酸痛主要分为几种常见情况? 主要的表现是什么?

4. 腰背部酸痛的推拿调理原则是什么?

5. 腰背部酸痛的刮痧调理主要分几条线?

6. 腰背部酸痛的拔罐调理主要分哪几个步骤?

知识链接

扫一扫
查阅本任务数字资源

1. 项背肌筋膜炎　扫描二维码查看阅读材料。

2. 腰三横突综合征　扫描二维码查看阅读材料。

71

合作研学

根据任务导学中李某的情况，小组交流讨论后，填写表 3-11。

表 3-11 推拿手法调理实施方案

项目		实施步骤
准备工作	环境条件	
	物品准备	
	患者准备	
	操作者准备	
评估	判断标准	
操作	肩背部推拿操作	患者体位：　　　　　　　　操作者体位： 推拿操作流程：
	腰骶部推拿操作	患者体位：　　　　　　　　操作者体位： 推拿操作流程：
整理	告知注意事项	
	整理用物	
	洗手记录	

评价反馈

1. 组间赏学：小组代表进行推拿手法调理操作展示。
2. 填写表 3-12。

表 3-12　推拿手法调理评价表

评价项目	评价要素	分数	自我评分	组间评分	教师评分
准备工作	1. 推拿环境准备（3 分） 2. 推拿物品准备（3 分） 3. 患者衣着准备（2 分） 4. 操作者准备（2 分）	10			
评估	判断标准（10 分）	10			
操作	1. 肩背腰部推拿操作流程（40 分） 2. 腰骶部推拿操作流程（30 分）	70			
整理	1. 推拿后告知注意事项（5 分） 2. 整理用品及洗手（5 分）	10			

课后拓学

针对腰背部酸痛的人群，制定推拿手法调理流程，练习并录制操作视频。

02 任务二 针灸技法调理

任务导学

　　董某，女，45岁。2年前曾经搬柜子致腰背扭伤，经治疗后腰痛消失。一年后常感腰背酸软疼痛，尤以天气变化较大时明显，CT检查示：L3、L4、L5椎间关节轻微骨质增生，余未见异常，纳佳，二便可。查见：舌质淡、苔薄白，脉弦滑有力。针对该患者情况，如何运用针灸技法进行调理？

学习目标

① 知识目标

（1）阐述引起腰背部酸痛的常见原因；

（2）阐述腰背部酸软疼痛的判断标准；

（3）阐述腰背部酸软疼痛的针灸技法（刮痧和拔罐）调理流程；

② 能力目标

（1）能熟练操作腰背部酸痛的刮痧、拔罐调理手法；

（2）能根据不同情况选择相应的部位刮痧、拔罐。

③ 思政目标

（1）培养沟通能力、关怀腰背部酸痛的人群；

（2）培养认真负责、做事严谨的工作态度；

（3）培养相互尊重的态度；

（4）形成团结协作的精神，勇于创新的意识。

任务分析

1. **重点** 腰背部酸痛的针灸技法调理流程（刮痧和拔罐）。
2. **难点** 腰背部酸痛的几种常见分型。

任务分组

任务二针灸技法调理分组见表3-13。

表3-13 任务二 针灸技法调理分组表

班级		组号		组长	
指导教师			日期		
组员姓名	组员学号	组员姓名	组员学号	组员姓名	组员学号
任务分工					

自主探学

1. **腰背部基础知识** 扫描二维码查看微课、课件。
2. **腰背不适的刮痧调理** 扫描二维码查看微课、课件、阅读材料。

扫一扫
查阅本任务数字资源

3. 腰背部的艾灸调理　扫描二维码查看操作视频、微课。

引导问题

1.腰背部酸痛的概念是什么？

_____

_____

_____

2.腰背部酸痛多与_____、_____、_____、_____密切相关。

3.腰背部酸痛主要分为哪几种常见情况，主要的表现是什么？

_____

_____

_____

4.腰背部酸痛的调理原则是什么？

_____

_____

_____

_____

知识链接

1. 项背肌筋膜炎　扫描二维码查看阅读材料。

2. 腰三横突综合征　扫描二维码查看阅读材料。

扫一扫
查阅本任务数字资源

合作研学

根据任务导学中李某的情况，小组交流讨论后，填写表 3–14。

表 3–14　针灸技法调理实施方案

项目		实施步骤
准备工作	环境条件	
	物品准备	
	患者准备	
	操作者准备	
评估	判断标准	
操作	背腰部刮痧	患者体位：　　　　　　操作者体位： 刮痧操作流程：
	背腰部拔罐	患者体位：　　　　　　操作者体位： 拔罐操作流程：
整理	告知注意事项	
	整理用物	
	洗手记录	

评价反馈

1. 组间赏学：小组代表进行针灸调理操作展示。
2. 填写表3-15。

表3-15 针灸技法调理评价表

评价项目	评价要素	分数	自我评分	组间评分	教师评分
准备工作	1. 针灸技法调理环境准备（3分） 2. 针灸技法调理物品准备（3分） 3. 患者衣着准备（2分） 4. 操作者准备（2分）	10			
评估	判断标准（10分）	10			
操作	背腰部刮痧（35分） 背腰部拔罐（35分）	70			
整理	1. 刮痧及拔罐后告知注意事项（5分） 2. 整理用品及洗手（5分）	10			

课后拓学

1. 针对腰背部酸痛的人群，制定刮痧调理流程，练习并录制操作视频。
2. 针对腰背部酸痛的人群，制定拔罐调理流程，练习并录制操作视频。

项目三 睡眠调理

任务一 推拿手法调理

任务导学

王某，女，53岁。因工作压力大，情绪郁闷低沉导致入睡困难2年余。伴有头痛、头昏、心烦易怒、记忆力下降、纳食不香、口苦咽干。每天服用安眠药亦只能睡2～3小时，醒后头晕胀痛，严重时彻夜不眠，心情极为苦恼。查体：面红目赤，舌质略红、苔薄黄，脉弦数。针对该患者情况，如何运用推拿手法进行调理？

学习目标

❶ 知识目标

（1）阐述睡眠障碍的概念、形成原因及机理；

（2）阐述睡眠障碍的主要症状及辨证分型；

（3）阐述睡眠障碍的推拿手法调理流程。

❷ 能力目标

（1）能熟练操作睡眠障碍的推拿调理手法；

（2）能根据不同证型，正确选择相应的穴位及推拿手法辨证施术。

❸ 思政目标

（1）培养沟通能力、关怀睡眠障碍人群；

（2）培养认真负责、做事严谨的工作态度；

（3）培养相互尊重的态度；

（4）形成团结协作的精神，勇于创新的意识。

任务分析

1. 重点　睡眠障碍的推拿手法调理流程。

2. 难点　睡眠障碍的辨证分型。

任务分组

任务一推拿手法调理分组见表3-16。

表3-16　任务一 推拿手法调理分组表

班级		组号		组长	
指导教师			日期		
组员姓名	组员学号	组员姓名	组员学号	组员姓名	组员学号
任务分工					

自主探学

1. **睡眠障碍的推拿手法调理**　扫描二维码查看微课、课件、阅读材料。
2. **睡眠障碍的推拿手法调理**　扫描二维码查看操作视频、微课。

扫一扫
查阅本任务数字资源

引导问题

1. 睡眠障碍的概念是什么？

2. 睡眠障碍病位在_____，其发病与_____、_____、_____密切相关。

3. 睡眠障碍的症状主要分为哪几种证型，主要的表现是什么？

4. 睡眠障碍的推拿调理原则是什么？

知识链接

睡眠调理常用腧穴　扫描二维码查看微课。

扫一扫
查阅本任务数字资源

合作研学

根据任务导学中王某的情况，小组交流讨论后，填写表 3–17。

表 3-17　推拿手法调理实施方案

项目		实施步骤
准备工作	环境条件	
	物品准备	
	患者准备	
	操作者准备	
评估	诊断	
	证型	
操作	头面颈肩部操作	患者体位：　　　　　　　操作者体位： 推拿操作流程：
	腹部操作	患者体位：　　　　　　　操作者体位： 推拿操作流程：
	腰背部操作	患者体位：　　　　　　　操作者体位： 推拿操作流程：
整理	告知注意事项	
	整理用物	
	洗手记录	

评价反馈

1. 组间赏学：小组代表进行推拿手法调理操作展示。

2. 填写表 3-18。

表 3-18 推拿手法调理评价表

评价项目	评价要素	分数	自我评分	组间评分	教师评分
准备工作	1. 推拿环境准备（3分） 2. 推拿物品准备（3分） 3. 患者衣着准备（2分） 4. 操作者准备（2分）	10			
评估	1. 诊断（5分） 2. 辨证分型（5分）	10			
操作	1. 头面及颈肩部操作（30分） 2. 腹部操作（20分） 3. 腰背部操作（20分）	70			
整理	1. 推拿后告知注意事项（5分） 2. 整理用品及洗手（5分）	10			

课后拓学

针对心脾两虚型睡眠障碍者，制定推拿手法调理流程，练习并录制操作视频。

02 任务二 针灸技法调理

任务导学

张某，女，48岁。自诉睡眠欠佳，多梦易醒3年余。伴有头晕目眩，心悸健忘，神疲肢倦，饮食无味。查体：面色萎黄不华，舌质淡，苔薄，脉细弱。针对该患者情况，如何运用针灸技法进行调理？

学习目标

❶ 知识目标

（1）说出睡眠障碍常用穴位的定位；

（2）说出睡眠障碍常用耳穴的定位；

（3）阐述睡眠障碍常用的针灸技法调理流程。

❷ 能力目标

（1）能熟练操作睡眠障碍的针灸技法调理方法；

（2）能根据不同证型，正确选择相应的穴位及针灸技法辨证施术。

❸ 思政目标

（1）培养沟通能力、关怀睡眠障碍人群；

（2）培养认真负责、做事严谨的工作态度；

（3）培养相互尊重的态度；

（4）形成团结协作的精神，勇于创新的意识。

任务分析

1. 重点 睡眠障碍的针灸技法调理流程。

2. 难点 睡眠障碍的辨证分型。

任务分组

任务二针灸技法调理分组见表 3-19。

表 3-19 任务二 针灸技法调理分组表

班级		组号		组长	
指导教师			日期		
组员姓名	组员学号	组员姓名	组员学号	组员姓名	组员学号
任务分工					

自主探学

睡眠障碍的针灸技法调理 扫描二维码查看操作视频、微课、课件、阅读材料。

引导问题

1. 睡眠障碍调理操作中，头部刮痧主要的部位路线是什么？需要注意什么？

_____

_____

_____

2. 睡眠障碍的拔罐调理选取的部位及穴位是什么？如何操作？

_____

_____

_____

3. 睡眠障碍的艾灸调理中以_____、_____、_____、_____为主穴。

4. 睡眠障碍的耳穴调理中选用的耳穴有哪些？如何操作？

_____

_____

_____

_____

知识链接

睡眠调理常用腧穴　扫描二维码查看微课。

扫一扫
查阅本任务数字资源

合作研学

根据任务导学中张某的情况，小组交流讨论后，填写表3-20。

表 3-20　针灸技法调理实施方案

项目		实施步骤
准备工作	环境条件	
	物品准备	
	患者准备	
	操作者准备	
评估	诊断	
	证型	
操作	刮痧法	患者体位：　　　　　　操作者体位： 刮痧操作流程：
	拔罐法	患者体位：　　　　　　操作者体位： 拔罐操作流程：
	艾灸法	患者体位：　　　　　　操作者体位： 艾灸操作流程：
	耳穴法	患者体位：　　　　　　操作者体位： 耳穴操作流程：
整理	告知注意事项	
	整理用物	
	洗手记录	

评价反馈

1. 组间赏学：小组代表进行针灸技法调理操作展示。

2. 填写表 3-21。

表 3-21　针灸技法调理评价表

评价项目	评价要素	分数	自我评分	组间评分	教师评分
准备工作	1. 环境准备（3分） 2. 物品准备（3分） 3. 患者衣着准备（2分） 4. 操作者准备（2分）	10			
评估	1. 诊断（5分） 2. 辨证分型（5分）	10			
操作	1. 刮痧法操作（20分） 2. 拔罐法操作（20分） 3. 艾灸法操作（20分） 4. 耳穴法操作（10分）	70			
整理	1. 操作后告知注意事项（5分） 2. 整理用品及洗手（5分）	10			

课后拓学

针对痰热内扰型睡眠障碍者，制定针灸技法调理流程，练习并录制操作视频。

项目四　胃肠调理

01　任务一　脾胃调理

任务导学

　　张某，男，43岁，商人。有胃脘痛病史十余年，每因精神紧张而复发，曾做纤维胃镜检查提示：浅表性胃炎。近几天由于工作紧张连续熬夜而出现胃脘部疼痛，疼痛连及胁部，嗳气，大便秘结，2～3天一行，心烦嘈杂，口苦，舌质淡红、黄腻苔，脉弦。

学习目标

❶ 知识目标

（1）阐述脾胃不适的概念、病因病机；

（2）阐述脾胃不适的诊断及辨证分型；

（3）阐述脾胃不适的推拿手法调理流程及其他技法操作。

❷ 能力目标

（1）能熟练操作脾胃不适的推拿调理手法和其他技法操作；

（2）能根据不同证型，正确选择相应的穴位及推拿手法辨证施术。

❸ 思政目标

（1）培养沟通能力、关怀脾胃不适人群；

（2）培养认真负责、做事严谨的工作态度；

（3）培养相互尊重的态度；

（4）形成团结协作的精神，勇于创新的意识。

任务分析

1. 重点　脾胃不适的推拿手法调理流程。

2. 难点　脾胃不适的辨证分型。

任务分组

任务一脾胃调理分组见表 3-22。

表 3-22　任务一　脾胃调理分组表

班级		组号		组长	
指导教师			日期		
组员姓名	组员学号	组员姓名	组员学号	组员姓名	组员学号
任务分工					

自主探学

脾胃不适的中医技法调理 扫描二维码查看操作视频、微课、课件、阅读材料。

扫一扫
查阅本任务数字资源

引导问题

1. 脾胃不适的症状有哪些？

2. 脾胃不适主要分为哪几种证型？主要的表现是什么？

知识链接

消化系统概述 扫描二维码查看微课、课件。

扫一扫
查阅本任务数字资源

合作研学

根据任务导学中张某的情况，小组交流讨论后，填写表3-23。

表 3-23　脾胃调理实施方案

项目		实施步骤
方案制订		
准备工作	环境条件	
	物品准备	
	患者准备	
	操作者准备	
评估	诊断	
	证型	
操作	腹部操作	患者体位：　　　　　　　操作者体位： 推拿操作流程：
	背部操作	患者体位：　　　　　　　操作者体位： 推拿操作流程：
	肩臂及胁部操作	患者体位：　　　　　　　操作者体位： 推拿操作流程：
	其他操作	患者体位：　　　　　　　操作者体位： 操作流程：
整理	告知注意事项	
	整理用物	
	洗手记录	

评价反馈

1. 组间赏学：小组代表进行推拿手法调理操作展示。
2. 填写表 3-24。

表 3-24　推拿手法调理评价表

评价项目	评价要素	分数	自我评分	组间评分	教师评分
方案	合理性、全面性（10分）	10			
准备工作	1. 推拿环境准备（3分） 2. 推拿物品准备（3分） 3. 患者衣着准备（2分） 4. 操作者准备（2分）	10			
评估	1. 诊断（5分） 2. 辨证分型（5分）	10			
操作	1. 腹部操作（30分） 2. 背部操作（20分） 3. 肩臂及胁部操作（10分）	60			
整理	1. 推拿后告知注意事项（5分） 2. 整理用品及洗手（5分）	10			

课后拓学

针对脾胃虚寒型不适者，制订调理方案，练习并录制操作视频。

02 任务二　肠道调理

任务导学

甘某，女，65岁。通常3～5天排便1次，大便需久蹲方出，便后脚麻身倦，偶于便前出现左下腹疼痛，排气排便后疼痛消失。便质软，无黏液及脓血。腹部触诊无压痛，皮肤温度以下腹部较上腹部低，舌质淡而边有齿印，苔薄白，两脉细弱。

学习目标

❶ 知识目标

（1）说出排便不畅的概念、病因病机；

（2）陈述排便不畅的诊断及辨证分型；

（3）阐述排便不畅的推拿手法调理流程及其他技法操作。

❷ 能力目标

（1）能熟练操作排便不畅的推拿调理手法和其他技法操作；

（2）能根据不同证型正确选择相应的穴位及推拿手法辨证施术。

❸ 思政目标

（1）培养沟通能力、关怀脾胃不适人群；

（2）培养认真负责、做事严谨的工作态度；

（3）培养相互尊重的态度；

（4）形成团结协作的精神，勇于创新的意识。

任务分析

1. 重点　排便不畅的推拿手法调理流程。
2. 难点　排便不畅的辨证分型。

任务分组

任务二肠道调理分组见表3-25。

表 3-25　任务二 肠道调理分组表

班级		组号		组长	
指导教师			日期		
组员姓名	组员学号	组员姓名	组员学号	组员姓名	组员学号
任务分工					

自主探学

　　排便不畅的中医技法调理　扫描二维码查看操作视频、微课、课件、阅读材料。

扫一扫
查阅本任务数字资源

引导问题

1. 排便不畅的症状有哪些？

2. 排便不畅主要分为哪几种证型？主要的表现是什么？

知识链接

消化系统概述　扫描二维码查看微课、课件。

扫一扫
查阅本任务数字资源

合作研学

根据任务导学中张某的情况，小组交流讨论后，填写表 3-26。

表 3-26　肠道调理实施方案

项目		实施步骤
方案制订		
准备工作	环境条件	
	物品准备	
	患者准备	
	操作者准备	

续表

项目		实施步骤	
评估	诊断		
	证型		
操作	腹部操作	患者体位： 推拿操作流程：	操作者体位：
	腰骶部操作	患者体位： 推拿操作流程：	操作者体位：
	其他操作	患者体位： 操作流程：	操作者体位：
整理	告知 注意事项		
	整理用物		
	洗手记录		

评价反馈

1. 组间赏学：小组代表进行推拿手法调理操作展示。

2. 填写表 3–27。

表 3-27　推拿手法调理评价表

评价项目	评价要素	分数	自我评分	组间评分	教师评分
方案	合理性、全面性（10分）	10			
准备工作	1.推拿环境准备（3分） 2.推拿物品准备（3分） 3.患者衣着准备（2分） 4.操作者准备（2分）	10			
评估	1.诊断（5分） 2.辨证分型（5分）	10			
操作	1.腹部操作（30分） 2.背部操作（20分） 3.肩臂及胁部操作（10分）	60			
整理	1.推拿后告知注意事项（5分） 2.整理用品及洗手（5分）	10			

课后拓学

针对肠道实热排便不畅者，制定调理方案，练习并录制操作视频。

主要参考书目

[1] 张光宇，吴涛．推拿手法 [M]．北京：中国中医药出版社，2018.

[2] 郭翔．推拿学 [M]．北京：人民卫生出版社，2018.

[3] 甄德江．针灸推拿学 [M]．北京：中国中医药出版社，2015.

[4] 涂国卿，张建忠．推拿手法 [M]．北京：中国中医药出版社，2018.

[5] 黄建军．经络腧穴学 [M]．北京：中国中医药出版社，2018.